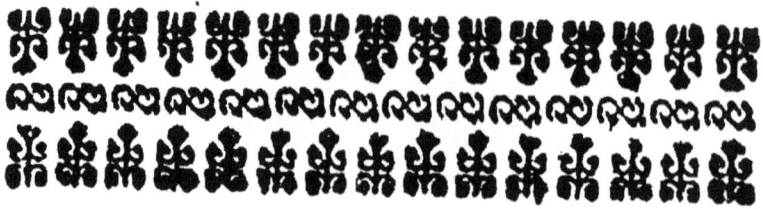

A
TRES-ILLVSTRES
SEIGNEVRS,
MESSIEVRS
LE FEVRE
DE CAVMARTIN.

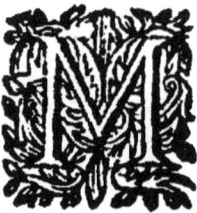

MESSIEVRS,

Si *Galien* eut juste raison de dédier ses *Oeuvres Antidotoires* à l'Illustre Famille des *Pisons*, ce fut à cause de leur Haute Noblesse, de la grandeur de leur courage & excellence de leur esprit, peut estre aussi pour donner à

ces grands Hommes des preservatifs
contre les venins dont ils estoient
souvent menacez par l'envie qui re-
gnoit en leur Siecle. Et moy, MES-
SIEVRS avec plus d'avanta-
ge que cét ancien Autheur, je con-
sacre ce petit Ouvrage qui traitte du
mesme sujet, à Vostre Noble, gene-
reuse & florissante Famille, non pas
pour luy servir de remede contre l'envie, car elle en a esté toûjours parfaite-
ment exempte; mais pour le mettre
sous sa protection. Car qui ne sçait
qu'elle contient les plus grands Esprits
de nostre Siecle, qui ont paru sous le
regne de Henry III. Henry le Grand,
Louïs XIII, ayans occupé les plus
belles Charges du Royaume; comme
pour le temporel, d'Intendant general
de Prouince, d'Ambassadeur, de Garde des Sceaux, de President au Mortier du premier Parlement de France,
de Conseiller d'Estat, de Maistre des
Requestes, &c. Et dans l'Estat Eccle-
siastique d'Euesque; Et si Rome se pou-

EPISTRE.

uoit vanter autrefois d'auoir des Pi-
fons: à plus forte raifon la Picardie
doit tirer vanité, comme elle en tire,
d'auoir DES CAVMARTINS.
C'eft, MESSIEVRS, ce qui me
donne la hardieffe de faire voir au
Public ce petit Traitté que j'ofe
mettre fous voftre genereufe & puif-
ante Authorité, de laquelle agreez,
s'il vous plaift l'appuyer, & alors il
era hors de danger de faire aucun
naufrage, & fon Autheur continuera
fes vœux pour voftre profperité en là
qualité qu'il ofe prendre de

MESSIEVRS,

Voftre trés-humble, &
trés-obeïffant feruiteur
DE LA MARTINIERE.

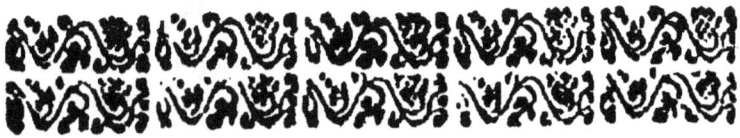

PREFACE.

QVOY que plusieurs ayent voulu dire que les beaux secrets deuoient estre cachez ainsi que des pierres precieuses, veu que de les apprendre à des personnes qui n'en sont pas capables, c'est semer les perles deuant les pourceaux. Opinion entierement temeraire & indigne d'estre retenuë dans l'entendement humain, puisque nous voyós les bestes brutes qui n'ont point de langues pour parler, ni mains pour écrire, montrer par eux-mesmes aux hommes les effets miraculeux que la nature cache, ainsi que l'on void en l'Elan, lequel estant tóbé de la maladie Epileptique, se frotte l'oreille auec le bout de son pied gauche de derriere pour se garentir, laquelle chose il fait sans se cacher, pour nous apprendre que lors qu'il sera mort son mesme pied nous peut seruir à vne pareille maladie. Le Cerf qui a le naturel plus humain que brutal, ainsi que nous l'attestent tous les hommes de sciences,

lors qu'il eſt bleſſé de quelque ferrement
empoiſonné, il court au Dictam, duquel en ayant mangé, ſa playe ſe guerit,
& le fer en ſort, & ne ſe cache pas pour
experimenter ce remede, afin de nous
monſtrer que ce remede peut faire les
meſmes effets en nous qu'en luy: pareillement lors qu'il ſe void caduc, pour
ſe faire rajeunir, il cherche quelque Serpent pour le manger, & dés qu'il l'a
mangé il quitte la vieilleſſe & reprend
la jeuneſſe, ſur quoy Andromachus ſelon mon opinion ayant imité le Cerf,
adjouſta dans la compoſition de ſon Antidote de la chair de Viperes, pour faire
rajeunir les hommes caducs. La Mu-
ſtelle nous fait voir pareillement que
l'on peut ſe maintenir en ſanté par les
preſeruatifs que l'on peut prendre, tout
ainſi qu'elle ſe preſerue de la mort man-
geant de la Rhuë auant que d'aller
combattre contre le Baſilic, lequel la feroit mourir par ſon venin, ſi elle ne s'e-
ſtoit precautionnée. Lors que le Serpent eſt bleſſé il ſe va frotter contre des
Orties, & ſe gueriſſant nous monſtre que
ces herbes nous peuuent pareillement
ſeruir aux bleſſures qui nous pourront
ſuruenir. Les Herons & les Grües lors

qu'ils font conftipez vont au bord de l'eau, puis prenans plein leurs gofiers d'eau, & fe mettans le bec dans le fondement en fouflant fe clyfterifent, pour nous monftrer que lors que nous ferons conftipez nous deuons à leur imitation prendre des lauemens pour foulager noftre ventre. Et le Corbeau lors qu'il fe fent l'eftomach trop plein, fe froiffe entre deux pierres pour s'exiter à vomir afin de fe foulager, pour nous monftrer que lors que nous auons mal à l'eftomach nous deuons à fon imitation nous prouoquer à vomir pour nous foulager. Les Cheures fe fentans atteintes de quelques apoftumes cherchent quelques pierres pointuës pour les perfer, nous faifans voir que nous deuons en les imitant perfer les apoftumes qui font à noftre chair pour en faire fortir le pus. Les Cheuaux marins fe fentans trop pefans par le fang fe vont frottans contre quelque rofeaux pour fe faire faigner, pour nous apprendre que lors que nous fommes trop abondans en fang nous deuons le faire éuacuer. Les Perdries, Colombes, Merles, & autres oyfeaux mélancoliques, fe déchargent de cette méchante humeur par le moyen de certaines

herbes qui les purgent, & le Chien en
fait la mefme chofe fe purgeant de fa colle noire qu'il a de fuperflus, par le moyen
d'vn certain Grame appellé Dent de
chien, pour nous faire voir que lors que
nous fommes attaquez de maladies il
nous faut auoir recours aux purgations.
L'Aigle fçachant que le Serpent eft
ennemy de fa femence, lors qu'il à
fait fes œufs, il va chercher certaine
pierre qui eft contraire aux venins, laquelle il met au milieu, garentiffant fes
petits par ce moyen, pour nous faire
voir que nous pouuons munir nos mai-
fons pour nous garentir de nos enne-
mis. Ie fiterois vne infinité d'animaux
qui ont en eux des fecrets merueilleux,
defquels ils ne font point ingrats, c'eft
pourquoy à leurs exemples nous deuons
eftre pareillement liberaux des dons que
Dieu nous donne, confiderans que les
fecrets que nous poffedons ne viennent
pas de nous, mais de Dieu, qui par fa
bonté nous ouure l'entendement & af-
fermit la veuë, afin d'apprendre & voir
fixement les merueilles de fa Toute-
puiffance pour nous inciter à le loüer &
le remercier ainfi que nous le deuons.

Louis par la grace de Dieu, Roy de France & de Navarre: A tous nos Amez & Feaux Conſeillers, Maiſtre des Requeſtes, & autres Iuges nos Iuſticiers & Officiers. Salut, Nous auons permis par nosLettres de Priuilege à *Pierre Martin de la Martiniere*, Medecin Chimique, & noſtre Operateur, de faire imprimer, vendre & diſtribuer vn liure intitulé, *l'Empiric Charitable*, concernant pluſieurs Traittez de Medecine, en vn ou en pluſieurs volumes, & de quelque caractere qu'il voudra; & ce pendant le temps & eſpace de ſept ans, à commencer du jour que chacun deſdits Traittez auront eſté paracheuez d'imprimer. Et faiſons defenſes à tous Imprimeurs & Libraires, & autres de quelque qualité & condition qu'ils foient, d'imprimer ou faire imprimer, vendre & diſtribuer, ny extraire aucune choſe deſdits Traittez ſans la permiſſion dudit *de la Martiniere*, ſur peine de trois mil liures d'amande, ſçauoir vn tiers à nous, l'autre tiers à noſtre Hoſpital general, & l'autre tiers audit *de la Martiniere*, & confiſcation des exemplaires, ainſi qu'il eſt plus amplement porté par ledit Priuilege. D O N N E´ à Paris le vnziéme Nouembre mil ſix cent ſoixante-quatre, & de noſtre regne le vingt-deuxiéme. Par le Roy en ſon Conſeil, Signé, B A R D O N. Et ſeellé du grand Seau de cire jaune.

Acheué d'imprimer ce 23 May 1665.

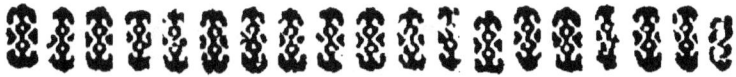

A
MONSIEVR
DE LA MARTINIERE
ſur ſon Traitté des Antidotes.

TOus les cœurs genereux font des actes illuſtres,
Vous donnez au public des ſecrets precieux
Que vous auez acquis d'vn ſoin laborieux
Pour conſeruer ſes jours vn grand nombre de luſtres

Mais des jours vigoureux & de pleine ſanté,
Si l'on ſuit les aduis dont par voſtre bonté
Vous faites des preſens d'vne main liberalle:
Iouïſſez de ce bien que vous nous procurez
Et que voſtre induſtrie vn Siecle nous eſtalle
Toûjours des meſmes traits dignes d'eſtre admirez.

LE CAMVS Procureur
à Chaſtelet.

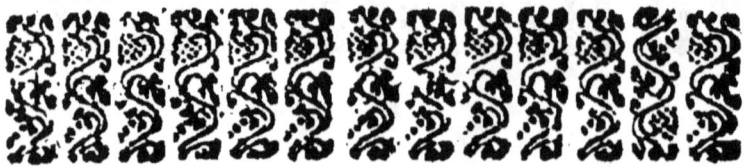

TRAITTÉ

DES COMPOSITIONS
du Mitridat, du Theriaque,
de l'Orvietan, & des Confections d'Alkermes & d'Hia-
cinte, & autres composi-
tions Antidotoires.

CHAPITRE I.

*Comme les plus grands Seigneurs de la
terre ont eu les Antidotes en grande
recommandation.*

E grand Thrismegiste,
Roy des Egyptiens, Au-
theur de ce bel Art Chi-
mique, considerant par sa
grande connoissance la necessité

A

que le genre humain avoit de posse-
der quelque chose pour garentir la
vie des creatures, contre les acci-
dens qui suruienēt, soit par les mauuaises exalaisons de la terre, ou par
l'intemperance de l'air, ou par la
morsure des bestes veneneuses, ou
par l'aliment des herbes enuueni-
mées, ou par les compositions pe-
rilleuses que les méchans, inuen-
tent, ou par les mauuaises influan-
ces des Astres, qui dominent sur
nos humeurs, & par lesquelles elles
sont corrompuës. A ces considera-
tions ce grand personnage inuenta
des compositions Elexiriatiques
& Antidotoires, dont les écrits
estans tombez entre les mains de
ce fameux Mitridates, il a voulu en
imitant ce grand Hermés, nous lais-
ser vn témoignage de son esprit
aussi bien que de sa valeur, inuen-
tant par son industrie vn certain
Antidote, qui encore aujourd'huy
porte son nom, que ce grand Pom-

pée nous a laissé par heritage
aprés l'auoir vaincu, dont Andromachus en l'imitant fit encore vn
autre Antidote, lesquels Antidotes
ont esté en telle estime, que les Em-
pereurs Marc Aurelle , Traian
Adrian, Seüerus, & autres Empe-
reurs & Rois les ont voulu voir faire en leurs presences, ainsi que le
témoigne Galien & autres Auteurs,
pour puis aprés les conseruer dedans leurs Cabinets comme des
tresors precieux, non sans conside-
ration, veu qu'ils sont plus sujets
aux maladies & empoisonnemens,
que ne sont les simples Artisans, &
que par consequent ayans des pre-
seruatifs contre les embusches qui
sont dressées à leurs vies, leur regne en soit plus grand.

CHAP. II.

Description de la compofition du Mitridat.

MITRIDATES Prince tres-belliqueux, dont la force d'efprit auffi bien que du corps l'a fait éclater par deffus tous Monarques, ayant vne telle memoire que de rendre réponfe à 22 Nations qu'il auoit conquis par les Armes, dont il en eftoit Roy, & de plus eftant amateur des Lettres Greques & de la Mufique, auffi bien que de l'Art Militaire, voulut pour d'autant plus faire éclater fa memoire, fe rendre curieux de l'Art de Medecine, & pour cét effet enuoyoit des gens de toutes parts pour luy rapporter auec fidelité le naturel des fimples, & principalement de ceux qui eftoient contraires aux venins, lefquels il experi-

mentoit fur ceux qui eftoient con-
damnez à mort, comme a fait auffi
Attalus, Roy de Pergame : ainfi par
fa grande diligence & fon fçauoir, il
reconnut qu'aucuns fimples eftoient bons contre les Piqueures de
Scorpions, d'autres contre les morfures des Serpens, Viperes, Afpics,
qu'autres animaux veneneux , &
d'autres contre les poifons & venins, tant vegetaux que mineraux,
de tous lefquels fimples en ayant
fait plufieurs Antidotes, il les mefla
tous enfemble, en faifant vne compofition merueilleufe, laquelle eft
de la forte,

Prenez
Chair de Prunes 2 drag.
Racine d'Acorus, 2 drag.
Racine de Valeriane grande, 2 drag.
Fleurs ou graines de Milpertuis, 2 drag.
Suc d'Acacia, ou à faute on peut pren-
  dre de la gomme, 2 drag.
Gomme Arabique, 2 drag.
Anis vert, 4 drag.

Semence du Fenoüil,   4 drag.

Roses rouges,   4 drag.

Feüilles de Nard d'Indie,   4 drag.

Feüilles de Nard Celtique,   4 drag.

Racine de Meu ou Meon,   4 drag.

Racine de Gentiane,   4 drag.

Graine de Paradis qui est de Car-
    damome,   4 drag.

Storax Calamite,   5 drag. 4 obol.

Castor,   6 drag.

Myrrhe,   6 drag.

Encens Masle,   6 drag.

Suc d'Hypociste,   6 drag.

Espi d'Inde ou Spicanardy, six dragr
   mes, deux oboles.

Opopanax,   6 drag. 2 oboles.

Terbentine de Venise,   6 drag. 2 ob.

Scordion,   6 drag. 2 ob.

Scammoné,   6 drag. 2 ob.

Liqueur de Baume,   6 drag. 4 ob.

Thlaspie,   6 drag. 4 ob.

Galbanum,   7 drag.

Cinnamome,   7 drag. 2 ob.

Crocus,   7 drag. 2 ob.

Gingembre,   7 drag. 2 ob.

Reglisse, 7 *drag.* & *dem.* & 4 *ob.*

Opion, 4 *drag.* 2 *ob.*

Persil de Macedoine, 4 *drag.* 3 *ob.*

Polion, 5 *drag.* 2 *ob.*

Moelle de Casse, 5 *drag.* 2 *ob.*

Semence de Seselli, 5 *drag.* 2 *ob.*

Costus d'Arabie, 5 *drag.* 2 *ob.*

Semence de Docus, 6 *drag.* 3 *ob.*

Noix de galles, 5 *drag.* 3 *obol.*

Paste de Cypheos, 6 *drag.* 2 *ob.*

Faut reduire en poudre toutes ces herbes, graines & racines, puis les passer dans vn tamis bien fin, & quãt aux gommes il les faut battre, puis meslangèr le tout dans suffisante quantité de bon miel clarifié, & y mettre pareillement de bon vin en suffisante quantité.

Quant aux vertus voyez le Chapitre 17.

Chap. III.

Compofition de la Pafte de Cypheos.

LE Philofophe Democrite dans fes recherches des fecrets de Nature, inventa cette compofition Antidotoire, que Mitridates mit dans la fienne pour en augmenter les vertus, laquelle eft de la forte.
Prenez,

Crocus,	*vne dragme.*
Affalatus,	2 drag. & demie
Racine de Souchet,	3 drag.
Calamus aromatique,	3 drag.
Bdellion,	3 drag.
Efpi d'Inde ou Spicanardy,	3 drag.
Graine de Genievre,	3 drag.
Moelle de bonne caffe,	3 drag.
Cinnamome ou de bonne Canelle qu foit refente,	4 drag.
Mirrhe,	12 drag.
Scamoné,	12 drag
Terbentine de Venife.	24 drag
Raifins de paffe fans pepins	24 drag

Faut battre les herbes, graines
& racines, & les paſſer par vn tamis
bien fin, puis les gommes eſtant
battuës faut faire le tout infuſer
dans ſuffiſante quantité de vin l'eſpace de 24 heures, puis faire le tout
cuire dans ſuffiſante quantité de
miel, tant que cela deuienne en
colle, laquelle compoſition garde-
rez dans vn pot de terre.

Les Preſtres Egyptiens en vſent
au Seruice diuin, eſtant vn parfum
trés-odorant, & en prenant vn peu
tous les matins, c'eſt vn ſouuerain
remede contre la courte haleine,
le mal d'eſtomach, contre la peſte,
& pour les fiévres tremblantes, il
en faut prendre deuant le friſſon,
en continuant.

CHAP. IV.

Compoſition du Theriaque.

Ndromachus premier Mede-
cin de ce cruel Neron, vou-

lant s'immortalifer dedans la bouche des hommes, fit vn chef d'œu-
ure de fon efprit par vné compofition qu'il nomma *Galenen*, & long
temps aprés Andromachus, Crito
luy changea le nom, luy impofant
celuy de *Theriaque*, lequel luy eft
refté, à confideration que de fon
temps toutes cõpofitions alexitai-
res, & tous Antidotes eftoient ainfi
appellées : c'eft pourquoy Galien
appelloit l'Ail le Theriaque des Ru-
ftiques, & Pline dit la mefme chofe
du vin. Or cette compofition a efté
tirée des écrits de Mitridate, Roy
de Pont & de Bitinie cent quarante ans aprés fa mort par Andromachus, lequel y changea quelque
medicamens, y en adjouftant d'autres à la place plus conuenables
aux morfures des beftes veneneufes, laquelle compofition eft de la
forte.

Prenez,
Racine de petite Centaurée, 2 *drag.*

Racine d'Aristoloche, 2 drag.

Racine de Valeriane grande, 4 drag.

Racine de Meu ou Meon, 4 drag.

Racine de Gentiane, 4 drag.

Racine de quinte feüilles, 6 drag.

Racine de Rhapontique, 6 drag.

Iris de Florence, 12 drag.

Gingembre, 6 drag.

Poivre noir, 24 drag.

Poivre blanc, 6 drag.

Poivre long, 6 drag.

Costus de Candie, 6 drag.

Agaric, 12 drag.

Cinnamome, 12 drag.

Graines de Paradis ou autrement
  Cardamome 4 drag.

Semence d'Anis, 4 drag.

Semence de Fenoüil, 4 drag.

Semence d'Ami, 4 drag.

Semence de Nauets, 12 drag.

Semence de Persil de Macedoine,
  qui veut dire du bon, 6 drag.

Semence de Thlaspie, 4 drag.

Semence de Marube, 6 drag.

Semence de d'Ancus, 2 drag.

Graines de Coris,　　　　　　　　6 drag.

Graines de Milpertuis,　　　　　4 drag.

Graines de Baûme,　　　　　　　4 drag.

Graines de Seseli,　　　　　　　4 drag.

Dictame de Candie,　　　　　　　6 drag.

Pyment qui est vne espece d'Armoise,

　　　　　　　　　　　　　　　4 drag.

Nard Celtique,　　　　　　　　　4 drag.

Feüilles d'Inde qui est d'vne herbe ap-

　pellée Malabathron,　　　　　4 drag.

Iue musquée,　　　　　　　　　　4 drag.

Polion,　　　　　　　　　　　　4 drag.

Nard d'Inde,　　　　　　　　　　6 drag.

Fleurs de Ion odorant,　　　　　6 drag.

Roses seches,　　　　　　　　　12 drag.

Stœchados,　　　　　　　　　　6 drag.

Germendré ou Chenette,　　　　　4 drag.

Calamente de montagne,　　　　　6 drag.

Amomon,　　　　　　　　　　　4 drag.

Scordion,　　　　　　　　　　　12 drag.

Suc de Reglisse,　　　　　　　　12 drag.

Suc d'Acacia,　　　　　　　　　4 drag.

Liqueur de Baûme,　　　　　　　12 drag.

Bitume,　　　　　　　　　　　　3 drag.

Castor,　　　　　　　　　　　　1 drag.

　　　　　　　　　　　　　　　Suc

Suc d'Hypociste.	4 drag.
Terebentine de Venise,	6 drag.
Moelle de casse,	6 drag.
Opion,	24 drag.
Mirrhe,	6 drag.
Encens Masle,	6 drag.
Storax Calamite,	4 drag.
Opopanax,	2 drag.
Galbanum,	2 drag.
Segapenum,	2 drag.
Gomme Arabique,	4 drag.
Terre Seelée,	4 drag.
Chalcitis,	4 drag.
Trochisques de Viperes,	24 drag.
Trochisques de Squille,	48 drag.
Trochisques d'Hedychroy,	24 drag.
Miel Clarifié,	150 drag.

Faut battre les herbes & racines,
& les passer dans vn tamis bien fin,
& quant aux semences & graines,
il faut les battre bien sans les passer
par le tamis, & les gommes pareillement, & les sucs il les faut faire
tremper dans le vin, puis y mettre
les gommes,& arrouser les graines

& femences auec vn'peu de vin en
les battant, afin qu'elles fe diffou-
dent mieux: & lors qu'on veut faire
le corps de cette compofition, faut
premierement mettre fondre la Terebentine auec vne portion du miel
dans vn vaiffeau, y adjouftant parmy le Galbanum, l'Opopanax, le
Segapenum, le Storax, & autres
gommes qui auront efté battuës, y
adjouftant par deffus quelque peu
de miel, puis prendre les poudres,
lefquelles délayées auec les graines
& femences qui font dans ce vin
jufques à ce qu'il vous femble que
cela foit affez épais , ce qui eft
fondu eftant tiede, vous le meflerez
auec le refte dans vn mortier, pendant lequel temps faut qu'vn homme robufte remuë toûjours fort
& ferme auec vn pilon de fer, qui
foit ainfi auec de l'Opobalfamum,
pour que les medicamens n'adhe-
rent point au pilon. Aprés que tous
ces medicamens feront bien mef-

lez vous y jetterez le reſte des poudres & du miel, & s'il n'y a pas aſſez
de vin, vous en mettrez. Il faut no-
ter que cét Antidote eſt mieux re-
mué au Soleil qu'à l'ombre, attendu
que la vertu des ſimples ſe conjoint
mieux aprés que l'on l'a bien re-
muée, faut bien couurir le mortier,
puis au bout de 4 ou 5 jours faut le
remuer encore derechef au Soleil,
& dé ſix en ſix jours en faire le ſem-
blable, continuant 40 jours ou
2 mois, puis ſerrer ladite compoſition dans vn vaiſſeau de verre de
faïence, d'argent ou de grais.

Voyez ſes vertus au Chapitre
17.

CHAP. V.

Pour faire Trochiſques de Viperes.

PRenez des Viperes en Prin-
temps, deſquelles couperez les
teſtes & les queuës, puis les écor-

cherez, & en ofterez les entrailles
& la graiffe, ne laiffant feulement
que la chair, & les ayant cou-
pées par ruelles les lauerez bien &
les mettrez dans vn pot de terre
neuf auec fuffifante quantité d'eau
dedans, y mettant de l'huile d'A-
net & des porreaux, & les ferez bou-
lir tant que les arreftes fe feparent
d'auec la chair, lefquelles ofterez
toutes, attendu qu'il refte dans lef-
dites arreftes vn venin trés-perni-
cieux. Or la chair eftant bien éplu-
chée & fans eau vous la battrez
dans vn mortier, y meflant parmy
vn peu de liqueur de Baume, puis
prendrez de la mie de pain de froment qui foit bien blanc, laquelle
foit bien feche & puluerifée, de
laquelle mie en foupoudrerez la
chair des Viperes dans vn baffin, y
verfiat par deffus du boüillon defdi-
tes Viperes, afin que la mie de pain
prenne bien corps auec la chair des
Viperes, & mettrez tant de mie que

la chair ne parroiſſe point, puis fe-
rezTrochiſques qui ne ſoient point
groſſes, mais petites ou mediocres,
car eſtans groſſes elles ne ſe pour-
roient pas bien ſecher, puis eſtans
faites il les faut mettre dans vne
chambre qui ſoit chaude ou au plus
haut lieu de la maiſon du coſté du
Midy ou du Septentrion, afin que
le Soleil ſoit la pluspart du jour ſur
leſdites Trochiſques pour eſtre
pluſtoſt ſeches, leſquelles faut retourner ſouuent, afin qu'elles ſe-
chent égallement ; car autrement
le deſſus ſecheroit & le deſſous de-
meurant humide cela les feroit
pourir. Aprés qu'elles ſont bien ſeches faut les laiſſer au meſme en-
droit pendant 15 jours vn peu plus
éloigné du Soleil, & pendant ce
temps il faut les retourner encore
ſouuent, & lors qu'elles ſont aſſez
ſeches, il les faut ſerrer dans vn vaiſſeau de terre ou de faïance, & net-
toyer ſouuent le deſſus auec vn lin-

B iij

ge blanc, pour oſter vne petite poudre qui vient par deſſus, laquelle ſi
on la laiſſoit, engendreroit de la
vermoulure.

Pour choiſir les meilleures Trochiſques de Viperes chez les Apothicaires faut prēdre les entieres &
non pertuilées, car les pertuilées
ne vallent rien, & les nouuelles
ſont meilleures que les vieilles,
bien qu'il y en ait qui ſont auſſi bonne au bout de 3 ans, que d'autres
au bout de trois mois, mais c'eſt
ſelon qu'elles ont eſté bien ſechées.

C'eſt vn ſouuerain remede contre
la Lepre, la groſſe Verole, & la
Cachexie, & autres maladies qui
infectent la maſſe ſanguine, en prenant tous les matins à jeun la
peſanteur d'vn once: cela purifie le
ſang, & fait éuaporer du corps le
venin qui y eſt enclos, oſte le venin
de la morſure des beſtès veneneuſes y eſtant appliqué deſſus aprés
que l'on a tiré le ſang de la playe

auec la ventouſe, c'eſt-pourquoy
on les meſle dans le Theriaque &
dans l'Oruietan.

Pour faire Trochiſques de Scille.

Chap. VI.

PRenez vne Scille de bonne
grandeur, non trop grande, laquelle ſoit bien nourrie, qu'arra-
cherez dans le temps que l'on ſie
les bleds, car alors elles ſont en
leur vigueur, laquelle ne touche-
rez d'aucuns ferremens, attendu
que le fer engendre aux Scilles je
ne ſçay quelle roüillure veneneuſe,
c'eſt pourquoy pour l'arracher il
faut prendre vn peu de bois, puis
eſtant arrachée faut la dépoüiller
de ſon écorce & de ſes parties li-
gieuſes, puis enueloper le reſte auec
paſte de froment que ferez cuire
ſous cendres chaudes, ou dans vn
four, prenant garde qu'elle cuiſe

égallement, tant que la paste deuienne en crouste, & qu'elle se fen-
de d'elle-mesme, si bien qu'vn fetu
de paille puisse entrer au trauers de
ladite crouste, jusques au corps de
la Scille, lors osterez la crouste,
prenant ce qui est dedans, que pile-
rez exactement, puis la meslerez
auec farine d'Orbus qui soit blanc,
laquelle soit recente & bien mou-
luë,& passée par vn tamis bien fin,
& mettrez de ladite Scille & de ladite farine autant de l'vne que de
l'autre, & faute de farine d'Orbus on peut prendre de la mie de
pain blanc, laquelle estant bien
sechée & puluerisée vous la meslerez auec ladite Scille, puis en ferez Trochisques Scilliques, lesquelles formerez mediocres, plustost
petites que grosses, lesquelles mettrez secher en vn lieu exposé au
Midy, sans toutesfois les exposer
aux rayons du Soleil.

De cette composition prise au

poids d'vne dragme tous les matins
à jeun, purifie le fang, fortifie l'eftomach & le ceruaeu, chaffe les dé-
fluxions froides, & le venin qui eft
dans le corps qui caufe de l'indif-
pofition , & cela eftant appliqué
fur les playes des morfures des beftes veneneufes aprés la fcarifica-
tion faite, en attire le venin, & eft
bon meflé avec de la fiante de
Mouton molle pour faire meurir,
perfer & guerir les antractes & bu-
bons peftilentiels.

Chap. VII.

Compofition des Trochifques d'Hedy-chroy.

Qvoy que Galien dans fon li-
vre *ad Pamphilianum*, & dans
vn autre *ad Pifonem*, ait écrit deux
compofitions de Trochifques d'he-
dychroy differentes en quelque façon à celle-cy, toutesfois je n'ay

pas laiſſé que de la mettre au lieu d'vne de celle de Galien, veu que c'eſt la veritable compoſition, qui a eſté inuenté par Andromachus pour mettre dans ſa compoſition Theriaqualle.

Prenez,

Aſpalathus,	2 dragmes,
Cabaret,	2 drag.
Maron,	2 drag.
Marjolaine,	2 drag.
Ionc odorant,	3 drag.
Calamus aromatique,	3 drag.
Coſtus d'Arabie,	3 drag.
Valeriane grande.	3 drag.
Cinnamome,	3 drag.
Liqueur de Baume,	3 drag.
Bois de Baume,	3 drag.
Nard d'Indie,	6 drag.
Moelle de Caſſe,	6 drag.
Feuilles d'Inde ou Malabathron,	6 dr.
Myrrh,	6 drag.
Crocus,	6 drag.
Amomon,	12 drag.
Maſtic,	vne dragme

Toutes ces herbes eſtant pulue-
riſées & miſes en poudre vous les
delayerez dans de bon vin en faiſant vne paſte liquide. De cette
paſte priſe de la groſſeur d'vne fé-
ue tous les matins, vous preſerue de
l'infection de l'air dans le temps de
peſte,& priſe aux fiévres tremblantes deuant le friſſon, de la peſen-
teur d'vne once ou once & demie
aux robuſtes dans vn verre de vin
qui ſoit chaud, chaſſe les humeurs
malignes qui les cauſent, il faut cõ-
tinuer & en prendre par cinq accés.

Chap. VIII.

La methode qu'il faut tenir pour com-
poſer la Theriaque.

AYANT décrit toutes les cho-
ſes qui doiuent entrer en la
compoſition de la Theriaque, il ne
reſte plus maintenant qu'à enſei-
gner la methode que l'on doit tenir

pour faire cettedite compofition, laquelle eſt de la forte.

Premierement, il faut faire infuſer les gommes dans fuffiſante quantité de vin à part, afin qu'elles ſe diſſoudent, & quant aux ſucs & liqueurs il les faut délayer auec du vin, & quant aux herbes & racines il les faut battre chacune en leur particulier, puis les paſſer par le tamis ; mais quant aux ſemences & graines en les battant il faut jetter parmi quelque peu de vin, tant qu'elles ſe puiſſent diſſoudre, & lors que les gommes ſeront écarbouliés, & les ſucs bien délayées, comme auſſi les ſemences, il faudra mettre la Terebentine fondre auec vne partie du miel dans vn baſſin ou chaudron, puis meſler parmi les gommes , qu'auparauant paſſerez par vn linge, afin qu'il n'y ait point d'ordures, puis mettrez encore vne partie du miel, puis prenez les poudres, defquelles faut foupoudrer ce

qui

qui eſt dans le baſſin ou chaudron, les mettant toûjours petit à petit afin qu'il ne ſe faſſe point de grommelets, puis jettez pareillement petit à petit les ſemences qui ſont délayées dans le baſſin, & pendant que l'on meſle leſdites gommes, poudres & ſemences, il faut qu'vne perſonne robuſte remuë fort & ferme ladite compoſition auec vn morceau de bois qui ſoit fort, tant que ladite compoſition ſoit aſſez épaiſſe, puis s'il y reſte encore quelques drogues, poudres & miel, il faudra tout mélanger enſemble, & transferer ladite compoſition, la mettant dans vn grand mortier qui ſoit bien net, lequel faut frotter auec vn peu d'Opobalſamum, comme auſſi le pilon, & remuer ladite compoſition au Soleil, afin que les ſimples ſe puiſſent meſler plus facilement, & continuer à remuer ladite compoſition pendant ſix ſemaines ou deux mois.

C

CHAPITRE IX.

La source & l'origine de l'Oruietan.

NOs Modernes Operateurs qui vendent l'Oruietan pour faire d'autant plus cherir ce remede en citent l'origine par vne histoire qui est de la sorte.

Il y auoit au dehors de la vil-le d'Oruiete vn certain Berger, que la deuotion excitoit à aller faire ses prieres dans la ville, lais-sant pour la garde de son troupeau sa houlette : & comme vn jour il estoit allé à la ville faire ses prieres comme de coustume, à son retour il trouua vn de ses Moutons mort, puis de jour en jour à son absence se trouuant la mortalité d'vn au-tre, ce qui luy portoit grand dom-mage à cause de la diminution de son troupeau, ne laissant toutefois nonobstant cette affliction d'aller

tous les jours continuer ſa deuotion. Vn jour eſtant en priere il
luy prit en fantaiſie d'aller diligem-
ment à ſon troupeau, où y eſtant il
apperceut vn Serpent qui venoit de
mordre vne de ſes oüailles, laquelle deuenant enflée elle courut
promptement au bordage d'vne vi-
laine eau croupie, où il y auoit vne
certaine plâte, de laquelle l'oüaille
mãgea & deſenfla, tellemẽt que lors
qu'il eut apperceu cette merueille
de nàture, tous les jours auant que
de quitter ſon troupeau, il donnoit
à tous ſes Moutons de cette herbe
qu'il auoit apperceuë auoir garenti
celuy qui auoit eſté mordu, & onc-
ques depuis il ne luy en mourut aucun. Or aduint que la peſte ſe mit
dans Oruiete, laquelle emportant
pluſieurs perſonnes, il vint en inſpi-
ration à ce Berger de donner de
l'herbe qu'il donnoit à ſon troupeau aux perſonnes infeétées, ſans
toutesfois dire ce que c'eſtoit, &

par ainfi il garentit la Ville de cette
maladie, & en chafla l'infection.
Aprés que la pefte fut éteinte d'Oruiete par le fecret de ce Berger, la
Republique de Venife fut aufli atta-
quée de cette contagion, dont les
Meflieurs les Venitiens ayans eu le
vent qu'il y auoit à Oruiette vn
homme qui les garentiroit, ils en-
uoyerent vne perfonne de trés-
grande qualité pour prier ce Berger de fe tranfporter à Venife, afin
de garentir la Republique, ce qu'il
fit par fon fecret, dont Meflieurs
les Venitiens le recompenferent, &
de plus luy offrirent le trefor de S.
Marc, pourueu qu'il enfeignât fon
fecret, ce qu'il ne voulut faire, ré-
pondant qu'il valoit mieux que
tous les trefors du monde, & dit
qu'il ne le vouloit point vendre,
mais qu'il en vouloit faire charité,
& ayant apris que le Royaume de
Naples eftoit affligé de ce fleau de
Dieu, il fe refolut de s'y acheminer

pour l'arrefter, & des auffi-toft
qu'il fut à l'entrée de la ville, la
Pefte s'arrefta. Puis apres s'eftre
fejourné quelque jour à Naples,
voulant retourner aupres de fon
troupeau, il s'accofta d'vn Medecin de Rome, auquel il apprit fon
Secret, lequel n'à point de nom,
mais qui fait le tout de leurs Or-
vietans, dont l'vn dit eftre le petit
fils de ce Medecin, l'autre dit que
ce Medecin eftoit fon grand by-
fayeul, l'autre dit, que ce Medecin
eftoit le pere-grand de fon beau-
pere, & que de la lignée de cedit
beau-pere, il n'y a que luy feul qui
a herité de ce Secret, l'ayant eu
pour mariage de fa femme ;& pref-
que tous les Operateurs en difent
de mefme, tellement qu'à les entendre, il faut que ce Medecin Or-
vietanalizé aye dépucelé plus de
femelles que n'a jamais fait Her-
cule pour avoir fait tant de bâtards,
car tous portent differens noms &

fi toutesfois ils ne laiffent de fe
dire, petits. fils de ce mefme Medecin: car quant au Berger, nul ne fe
dit eftre de fa parenté, ce qui fait
connoiftre que cette hiftoire n'eft
qu'vne fable : Et de plus, c'eft que
nous n'en voyons aucune chofe ny
dans les Hiftoires de Venize ny
dans celles de Naples. Mais quant
à la verité, ainfi que je l'ay apris
par plufieurs perfonnes de foy lors
que j'eftois à Rome, & mefme encore par certains écrits qui me font
tombez entre les mains, le recit
en eft tel.

En l'année 1560, du temps du
Pape Paul I V. il y auoit à Rome
vn Cardinal natif de Plaifance, appellé Deodaté, hôme fort curieux,
& poffeffeur de quantité de beaux
fecrets, lequel dans le temps d'vne
grande maladie qu'il eut, ayant efté
bien foigné par fon Apothicaire appellé Martin Guerche, natif de
Ferrare, mais refidét à Rome, après

l'auoir bien payé de ſes peines, il le
gratifia de cette compoſition Antidotoire, appellée de preſent Oruietan, luy aſſeurant que ſi elle
eſtoit connuë, elle l'enrichiroit, veu
que cette compoſition auoit plus
de vertus que tous les autres Antidotes, tellement que ledit Guerche
en ayant fait la compoſition, il ſe
rencontra que dans la meſme année vne perſonne de qualité de la
ville de Rome ayant eſté empoiſonné enuoya chez ledit Guerche
pour auoir vn prompt ſoulagement, auquel il donna de ſa compoſition nouuelle, par laquelle il fut
garenti promptement, qui ne donna pas peu d'éclat audit Guerche,
qui enſuite de toutes parts fut re-
cherché pour ſon Antidote, par lequel il deuint fort riche, & appelloit cette compoſition *Antitan*, qui
veut dire *Antidote du temps*. Or
ledit Guerche auoit en ſa boutique
deux garçons Apothicaires, natifs

d'Oruiete, dont l'vn s'appelloit Gregoire, & l'autre Oraſlio Tauanty, leſquels aprés la mort de leur Maiſtre vendirent ce remede, & auoient auec eux vn garçon appellé Hieroſme Ferenty, auquel ayant appris ce ſecret aprés leur mort il tint leur boutique, dont il eut deux garçons, l'vn appellé Deſiderio des Combes, François de nation, & l'autre Iean Vitriario Italien, à qui Hieroſme Ferenty aprit ſon ſecret, dont des Combes nous l'apporta en France en l'année 1608. & Vitriario demeura à Rome, où ayant épouſé la Seruante de ſon Maiſtre, il en eut vne fille appellée Claire, laquelle eſtant preſte à marier elle fut donnée à vn appellé Chriſtophe Contugy, lequel eut ce ſecret, auquel Hieroſme Ferenty auoit oſté le nom *d'Antitan*, luy ayant impoſé celuy *d'Oruietan*, pour memoire de ceux de qui il l'auoit apris, qui eſtoient

d'Oruiete. Or Contugy fe mit à
diftribuer en public ce fecret fous
la reputation de fon beau-pere, lequel tenoit lors la boutique de fon
Maiftre, & ayant paffé en France
& arriué à Paris, le perfonnage de
Spacamont qu'il faifoit fur le Theatre luy a beaucoup ferui, luy ayant
fait, outre la vogue qu'il a acquis,
obtenir vn Priuilege de feul Oruietan en France, lequel Priuilege a
efté toutesfois donné à vn nommé
Cardelin, Danceur de corde de ce
temps. Or en l'année 1657. dans le
s de Iuin, il arriua à Narbonne vn Operateur, lequel fe quali-
fioit feul Oruietan en France, pour
preuue dequoy ayant obtenu certaines Lettres Royaux abfoluës, fçachant qu'il eftoit arriué vn autre
Operateur à Thouloufe qui fe di-
foit feul heritier du fecret de l'Oruietan, ploye bagage pour aller à
Carcaffonne, où y eftant, & y ayant
laiffé fon bagage, il prit la pofte

auec enuiron vingt Spadacins pour
aller à Thoulouſe, où y eſtant arriué, & eſtant à la place Salingre où
eſtoit dreſſé le Theatre de l'Operateur de Thoulouſe, en laquelle place ils le rencontrerent accompagné
d'enuiron douze, leſquels ne ſon-
geoient aucunement audit Operateur de Narbonne, qui les vint
aſſaillir, mais il ſe defendirent bien,
& ce qui eſt à remarquer, c'eſt
qu'autant de mort que de bleſſez,
il n'y eut, comme l'on dit de cou-
ſtume, qu'vn chapeau de perdu,
encore fut-il retrouué. Enſuite de
ce combat le ſieur Operateur de
Narbonne fut trouuer Meſſieurs
les Gens du Roy de Thoulouſe
auec ſes Lettres Royaux d'vn des
Parlemens de France, pour faire
defenſe audit Operateur de Thoulouſe de vendre l'Oruietan, ce qui
fut accepté audit Operateur de
Narbonne par vne ſignification de
defenſe qui fut faite audit Opera-

teur de Thouloufe, de monter fur
fon Theatre, ny de vendre aucuns
de fes remedes jufques à ce qu'il y
euft vne Sentence diffinitiue, &
pour cét effet fut donné huictaine,
au bout de laquelle ledit Operateur
de Thouloufe fe prefenta pardeuant
Meffieurs les Capitoux qui eftoient
tous affemblez, & là fut ordonné
qu'il feroit preparé vn poifon trés-
pernicieux par Meffieurs les Medecins & Apothicaires pour eftre donné à egalité aux deux Operateurs,
ce que l'Operateur de Thouloufe
accepta, mais le fieur Operateur
de Narbonne ayant quelque crainte montra pour fa defenfe certaines
Lettres Royaux, par lefquelles il
luy eftoit fait defenfe de prendre
d'orefnauant aucuns poifons, à
quoy Meffieurs les Capitoux incli-
nans, ils ordonnerent qu'il feroit
acheté trois cochons, pour dans la
huictaine faire épreuue des poifons,
au bout de laquelle huictaine les

Meſſieurs les Capitoux eſtans aſ-
ſemblez, comme auſſi les Medecins,
& pluſieurs perſonnes de condition
pour voir ce défit cochoniſte, les
trois cochons eſtans là preſens,
Meſſieurs les Capitoux preferant
l'honneur au ſieur Operateur de
Narbonne, ils luy donnerent le
premier le choix des trois cochons,
où ayant fait le choix de celuy qu'il
vouloit, les Seigneurs Capitoux le
firent marquer auec vn fer chaud
à la marque de l'Operateur de
Narbonne.

Enſuite ils donnerent le choix
des deux autres cochons à l'Operateur de Thoulouſe, lequel en
ayant fait choix d'vn, il fut pareillement marqué d'vn fer chaud des
armes du Pape, quant au troiſiéme
il fut marqué des armes de la Ville : Enſuite les Seigneurs Capitoux
commanderent à Meſſieurs les Medecins & Apothicaires qui eſtoient
là preſens de faire la compoſition
d'vn

d'vn pernicieux poifon, & aprés
que ledit poifon fut compofé, ils
voulurent le voir pefer & mefurer
en trois parties égalles, puis firent
donner vne part du poifon au cochon du fieur Operateur de Narbonne, l'autre part à celuy de l'O-
perateur de Thouloufe, & l'autre
part au leur ; enfuite lefdits Seigneurs Capitouls commanderent
aux Operateurs de donner
de leur Oruietan à chacun de
leurs cochons, par les mains des
Apothiquaires, qui leur firent
prendre; or quant à celuy des Seigneurs Capitouls, il ne luy fut donné aucun Antidote, eftant referué
pour fouffrir la rigueur du poifon,
ou pour voir fi la vertu naturelle
n'eftoit point capable d'eftre vic-
torieufe contre les poifons, fans
eftre obligé de prendre d'Antidotes ; enfuite chaque cochon fut
mis prifonnier dans trois differens
cachots, fermez de 24 clefs diffe-

D

rentes, defquelles chaque Capitouls en auoit vne, & ne fe pouuoit
ouurir aucun des cachots, fans que
les 24 Capitoux ne fuffent affemblez: tellement que le lendemain
tous les Meffieurs les Capitouls, les
Medecins, Apothicaires & Operateurs eftans affemblez, ainfi qu'il
auoit efté ordonné le jour precedent, ils furent enfemble ouurir le
cachot où eftoit emprifonné le pi-
toyable cochon des Capitouls, lequel fe trouua mort; enfuite on
fut pour deprifonner celuy du fieur
Operateur de Narbonne, lequ
eftoit pareillement mort, mais
comme on alla à celuy de l'O-
perateur de Thouloufe le croyant
trouuer en pareil eftat, dés auffi-
toft que ledit cochon enten-
dit ouurir la porte de fon cachot, en fon langage cochonifte fit
entendre qu'il n'eftoit pas mort,
lequel appellecuant tant de mode,
voulant auec violence fortir de la
lice, ayant encore crainte que l'on

ne luy fiſt vne pareille ſaulce que le
jour precedent, il fut arreſté auec
grand'riſée mal plaiſâte aux oreilles du ſieur Operateur de Narbonne, lequel ſe retirant de la preſſe
fut en diligence reprendre la poſte
pour aller à Chaors en Querſy, &
les Seigneurs Capitouls retournans
en leur Chambre de Iuſtice aprés
auoir pris ſeance, condamnerent
l'Operateur de Narbonne de ſortir
dans 24 heures, mais il auoit vſé
de preuoyance en eſtant ſorti auant
que l'on luy euſt fait ce comman-
dement. Il luy fut en outre defen-
du de vendre ſon Oruietan, ſur tout
dans le reſſort de Thouloſe, &
quant à l'Operateur de Thouloſe
il fut reconnu pour le veritable
Oruietan, & il luy en fut donné
des Lettres. Or ſon pauvre cochon luy ayant eſté rendu il le fit
emmener à ſon logis, là où il luy fit
perſer les oreilles pour y mettre
vne trés-grande quantité de ru-

D ij

bans, puis il fit oster l'imperiale
d'vn carrosse, dans lequel le cochõ
victorieux fut eleué, ayant sur sa
teste vne couronne de Laurier, &
en outre à son col plusieurs ru-
bans de diuerses couleurs, tenu par
vn petit garçon richement vétu,
lequel auoit à sa main droité vne
branche de Laurier, & fut mené
ainsi triomphànt par six cheuaux
blancs qui le trainoiēt, &au deuant
il y auoit les six Trompettes de la
ville qui joüoient plusieurs fanfa-
res, & tant derriere qu'au tour du
char de triomphe, il y auoit 60 Ca-
ualiers richement vestus, dont les
vns jettoient des dictums à la
loüange du cochon, & à chaque
coing de ruë l'on beuuoit à la san-
té de l'Operateur de Thoulouse &
de son cochon, dont la feste dura
huict jours. Ie n'ay pas voulu mettre icy l'Arrest donné contre l'O-
perateur de Narbonne, ny son
nom, ny pareillement les vers saty-

riques qui ont esté faits en langue
Tolosane contre luy & son cochon, afin que ny luy ny d'autres
ne croyent pas que j'aye écrit cecy
ou par inuectiue , ou par ennie,
mais seulement par vne charité
fraternelle que nous deuons tous
auoir les vns pour les autres, qui
nous doit exciter si nous auons
quelque connoissance pour la san-
té de nostre prochain d'en vser li-
beralement, ce que je fais le plus
qu'il m'est possible, rendant cõmun
ce que plusieurs appellent secrets,
ne voulant point si je peux en em-
porter aucun dans le tombeau
auec moy.

CHAP. X.

Le secret de la composition de l'Antidote du Cardinal Dudaté ou Deodati, donné à Martin Guerche Mᵉ Apothicaire de Rome, natif de Ferarre.

CE Cardinal ayant examiné entierement les vertus de tous les simples qui entrent dans le Mitridate & le Theriaque, voulant faire vn double Theriaque, ou pour mieux dire vne composition qui surpassât tous Antidotes, choisit celles qui sont les plus côtraires aux venins & poisons, y adjoustant la Scorzonere & la Bistorte pour faire cette composition, laquelle est de la sorte.

Prenez,

Racine de grande Consoulde,	*2 drag.*
Racine de dictame blanc,	*2 drag.*
Racine de Gentiane,	*2 drag.*

Feuilles de Valerianne commune, vne dragme.

Racine de Valeriane grande, 1 drag.

Racine d'Ariftoloche ronde, vne drag.

Racine de Tormentille, vne drag.

Racine d'Angelique, vne drag.

Racine de Dictame baftard, vne drag.

Racine de Scorzonere, vne drag.

Racine de Biftorte, vne drag.

Le tout eftant battu & mis en poudre, & paffé par le tamis bien fin, le meflerez dans trois liures de vieil Theriaque, & cinq liures de bon miel clarifié felon l'Art.

CHAP. XI.

Secret du grand Antidote de Martin Guerche, Apothicaire de Rome, laiffé en heritage à Oraffio Tauanti & à Gregoire fes garçons de boutique, natifs d'Oruiete en Italie.

LEditGuerche voyãt que cette compofition cy-deuant eftoit

en grande eftime entre les Italiens,
à l'imitation d'Andromachus, il
adjoufta à cet Antidote plufieurs
autres chofes, & mit cette compofition en écrit inconnu, afin que
s'il arriuoit qu'elle tombât entre les mains de quelqu'vn, elle
ne puft eftre compofée, laquelle
compofition j'ay voulu mettre icy,
ainfi que ledit Guerche l'auoit, qui
eft de la forte cy-aprés, dont la plus
part croit qu'il en eft le premier
inuenteur, comme je croy que luy
mefmé en a eu la prefomption,
fans vouloir declarer celuy qui en
eftoit l'origine, & n'a fait cette bi-
garure que pour faire voir qu'il
eftoit l'vnique, que les Oruietans
ont fuiui, impofant à cét Antidote le nom de leur ville ou d'eux
mefme plus par prefomption que
par fcience.

Hies,	*Hieble.*
Angeliques,	*Angelique.*
Imperatoriæ,	*Imperialle.*

Aristolochia, *Aristoloche ronde.*

Vinitecio, *Espine Vinette.*

Aristolochia, *Aristoloche longue.*

R. r.

Ces deux R. l'vne signifie Rubarbe &
l'autre Reine des Prez.

Carnita, *Coraline.*

Antollas, *Poudre à Vers.*

Triahs. *Theriaque.*

Mitridato, *Mitridat.*

Confectior d'Alchermis, *Confection*
d'A Kermes.

Merbarbato, *Feüille d'Inde, qui*
est le Malabathron.

Rache di Genitro, *Grene de Genie-*
vre.

Rache di Lauro, *Graine de Laurier.*

Morsus Diaboli, *Mors de Diable.*

Palma Christi, *Palme de Christ.*

Contra vrba, *Racine côtre les venins.*

Calamos aromaticos, *Calamus aro-*
matique.

Lunaris major, *Grande consoulde.*

Lunaris minor, *petite consoulde.*

Cerpentaris. *Cerpentaire.*

Polipodio, Polipode.

Trochifles di Viperis, *Trochifques*
  de Viperes.

Pied di Lionis, *Pied de Lion.*

C.

Ce C. fignifie Champre.

Camedrics, *Germandrée.*

Pollier terreftre, *Liere tereftre.*

Sane, *Sené.*

Piperis negas, *Poivre noir.*

Carda ciori ninori, *Racine contre*
  les venins.

A.

Cét A, fignifie les obmiffions que l'on
  fçay fans écrit.

Sem, *Poudre à vers.*

Carpo, *Graine de Baume.*

Confectior di Hiacinto , *Confeftion*
  d'Hyacinte.

Vitriolo romafo, *Vitriol romain.*

Halargas, *Galanga.*

Opoparacis, *Opopanax.*

Preuarra longo, *Poivre long.*

Coftis Arabis, *Coftus d'Arabie.*

Refponticho, *Rhapontique.*

Pignonarde,	*Spica Nardy.*
Paparis albi,	*Poivre blanc.*
Calamerto mortara,	*Calamente de Montagne.*
Hache odorato,	*Hache adorante.*
Cardo furto,	*Chardon benit.*
Valeriana,	*Valeriane.*
Mielli di Espagna,	*bon miel.*

Quoy que ce secret m'aye esté donné dans cette confusion, je n'ay pas laissé que de le mettre, afin de faire voir qu'en ayant fait la recherche entiere, j'en suis venu à mon honneur pour le bien du public.

CHAP. XII.

Le véritable secret du grand Antidote de Rome, dit Oruietan.

L E bon-heur m'estant arrivé que ce tant admirable secret me soit tombé entre les mains, je n'ay voulu comme les autres estre

accufé d'ingratitude, & pour me
monftrer entierement ingenu, je
veux en enfeignant la maniere de
compofer ce remede fi long-temps
caché, ofter du front l'arrogance
de plufieurs qui difent eftre les feuls
qui le poffedēt, en leur faifant voir
qu'il n'y a rien fous la voute des
Cieux qui puiffe eftre caché, & en
outre que c'eft eftre pire que les
brutes, de vouloir cacher ce
qui peut conferuer la vie du genre
humain, fous ombre d'vn petit lucre que l'on en tire, qui paffe ainfi
que fumée, & à cette confideration je croy qu'il n'y en a aucun
tant intereffé puiffe-il eftre, qui
n'approuue mon procedé, veu
qu'il n'eft que pour le zele
de charité, afin d'apprendre à ceux
qui le vendent faux, de le faire veritable, il eft de la forte.

Prenez,
Graines d'Efpine vinette, 2 *ferupules.*
Grenes d'Hiebles, 2 *ferup.*

Graines

Graines de Genievre,   2 *liures.*

Graines de Laurier,   1 *once.*

Poiure noir,   1 *scrup.*

Poiure blanc.   1 *scrup.*

Poiure long.   1 *scrup.*

Macis qui est vne écorce de la Noix Muscade.   demie dragme.

Cloux de Girofle,   demie drag.

Poudre à vers,   4 *onces.*

Graines de Baume, ou à faute de *Graines de Baume* on peut prendre de la *Graine de Terebinthe* ou de *Lantisque,*   1 *once.*

Coraline,   2 *dragmes.*

Sené,   2 *drag.*

Feüilles de Liere terrestre,   2 *drag.*

Feüilles de Valeriane cōmune, 2 *drag.*

Feüilles de Calamente de Montagne, 2 *dragmes.*

Feüille de Germandrie,   2 *drag.*

Feüilles & racine d'Aspic d'outre mer ou Spicanardy,   3 *scrupules.*

Chardon Benit,   2 *onçes.*

Cinnamome, & faute de *Cinnamome* prenez de bonne *Canelle* recente, 3 *onc.*

E

Feüilles d'Inde,   1 drag.

Opopanax,   1 drag.

Galanga,   1 drag.

Racine d'Angelique,   1 liure.

Racine contre les venins , qui est le Contreyerua des Espagnols, 1 once.

Racine de Rha pontic,   2 drag.

Racine d'Anthora,   2 drag.

Racine d'Aristoloche ronde,   2 drag.

Racine d'Aristoloche longue,   2 drag.

Racine de Rhubarbe,   2 drag.

Racine de Reine des Prez,   2 drag.

Racine de mors de Diable,   2 drag.

Racine de Tormentille,   2 drag.

Racine de Cerpentaine,   2 drag.

Racine de Polipode de chesne. 2 drag.

Rac. de Calamus Aromatique, 2 drag.

Racine de grande Confoulde, 2 drag.

Racine de petite Confoulde, 2 drag.

Racine de pied de Lion,   2 drag.

Racine d'Imperiale,   2 drag.

Racine d'Hache odorante, 2 drag.

Racine de Valerianne grande, 2 drag.

Racine de Costus d'Arabie, 2 drag.

Racine de Scorzonere,   2 drag.

Racine de Dictam blanc. 2 *drag.*

Racine de Dictam baftard. 2 *drag.*

Racine de Gentiane, 2 *drag.*

Racine de Palme de Chrift, 2 *drag.*

Toutes ces herbes, graines & racines eftant fechées, il faut les reduire en poudre chacune en fon
particulier, puis les paffer par vn
tamis bien fin, & meflerez le tout
petit à petit dans fuffifante quantité de cirop de miel clarifié, lequel fe fait de la forte pour cette
compofition.

Faut mettre fur chaque liure de
miel vn petit verre de bon vin, &
eftant dãs vn chaudron ou baffine
de cuiure, vous ferez boüillir ledit
miel & vin en oftant l'écume de
deffus, qui eft l'excrement de cette
mane fucrée, laquelle cauferoit
des tranchées: puis eftant efcumé,
vous y meflerez les poudres petit
à petit, comme dy-deuant eft dit,
remuant toûjours fort & ferme
auec vne fpatule de bois ou de fer,

afin qu'il ne se fasse point de gro-
melets, & que les poudres se mélangent bien, & le tout estant bien
meslangé vous y adjousterez ce
qui s'ensuit.

Vitriol romain calciné & mis en
poudre, 40 grains.
Trochisques de Viperes mises en pou-
dre, 4 onces.
Camphre, 20 grains.
Mitridat, demie liure.
Theriaque viel de Venise, vne liure.
Confection d'Alkermes, 4 onces.
Confection d'Hyacinte, 4 onces.

Ces dernieres drogues estant
adjoustées dans vostre composition, vous remuerez encore bien
le tout ensemble pour faire la composition bonne, laquelle faut mettre dans vn vaisseau de verre, de fayance ou de grais, & ne l'emplir pas
tout plein, le bien boucher, & le
mettre dans vn lieu qui ne soit ny
trop chaud, ny trop froid, & s'il
deuient trop dur, vous y adjouste-

rez suffisante quantité de cirop
pour le ramolir.

CHAP. XIII.

Composition de la Confection d'Al-kermes.

MEssué illustre Medecin de
son temps, outre quantité
de belles compositiõs qu'il nous a
laissé pour le soulagement des affli-
gez, a en outre inuenté cét Electuaire corroboratif, lequel est
de la sorte.

Prenez,

Soye creuë, laquelle meterez en charpie, *vne liure.*

Suc de graine de T'inturier, *vne liure.*

Eau rose, *liure & demie*

Suc de pommes odoriferantes, *liure &
demie.*

Vous metterez le tout dans vn pot
de terre vernissé & laisserez infusé
pendãt 4 heures, puis ensuite ferez

E iij

cuire jufques à ce que la liqueur
rougiffe, lors ofterez la foye & l'é-
purerez, puis mettrez dans cette
liqueur 25 onces de fucre fin, la faifant cuir jufques à épaiffeur de
miel, puis eftant retirée du feu
vous y adjoufterez vne once & demie d'Ambre gris bien battu, lequel eftant bien liquifié, vous adjoufterez dans ladite compofition
les poudres qui s'enfuiuent.

Bois d'Aloës qui foit recent. 6 drag.
Cinnamome ou de bonne Canelle re-
　　cente, 　　　　　　　　　*6 drag.*
Sendal citrin, 　　　　　　　*6 drag.*
Pierre d'Azur, bruflée, calcinée &
　　lauée, 　　　　　　　　　*2 drag.*
Marguerittes ou perles fines & blan-
　　ches, 　　　　　　　　　*2 drag.*
Bon or en feuïlle, 　　　　*vn fcrupul.*
Mufc Oriental. 　　　　　*vn fcrupul.*

Le tout eftant bien meflangé
enfemble en ferez Electuaire, lequel metterz dans vn vaiffeau de
verre ou de fayance bien bouché,

Chap. XIV.

Composition de la confection d'Hya-
cinte.

BIEN que l'on soit dans l'incer-
titude de l'Autheur de cette
composition, toutesfois mon opinion est qu'elle a esté inuentée ou
par Mesüé, ou par Hamech, Medecins Arabes, laquelle suiuant
l'authorité de Messieurs les Medecins de Montpellier, a presque
les mesmes vertus que celle d'Alkermes, ils cõseillent faute de l'vne
de se seruir de l'autre, or cette composition est de la sorte.

Prenez,

Pierres d'Hyacinthe,	4 dragmes.
Corail rouge,	4 drag.
Bol armenic fin,	4 drag.
Terre seellée,	4 drag.
Graines de Tinturier,	4 scrupules.
Racine de Dictam,	4 scrup.

Racine de Tormentille,   4 ſcrup.
Semence de Citron mondé,   4 ſcrup.
De bon Crocus,   4 ſcrup.
Myrrhe,   4 ſcrup.
Roſes rouges,   4 ſcrup.
Sandal citrin,   4 ſcrup.
Sandal rouge,   4 ſcrup.
Sandal blanc,   4 ſcrup.
Os du cœur de cerf,   4 ſcrup.
Corne de Cerf bruſlée,   4 ſcrup.
Semence de Pourpier,   4 ſcrup.
Semence d'Eſcuelles de venus, 4 ſcrup.
Raclure d'Iuoire,   4 ſcrup.
Pierres de Saphy,   4 ſcrup.
Pierres d'Emeraudes,   2 ſcrup.
Pierres de Topaze,   2 ſcrup.
Marguerites ou perles fines, 2 ſcrup.
Camphre,   2 ſcrup.
Soye creuë,   2 ſcrup.
Argent fin en feuilles,   2 ſcrup.
Or fin en feuilles,   2 ſcrup.
Muſc Oriental,   5 grains.
Ambre gris,   5 grains.

Faut reduire toutes ces pierres
en poudre bien fine, comme auſſi

le Corail, le Bol Armenic, la terre
feellée & le Crocus , demefine
les herbes, racines & femences
aprés auoir efté bien fechées, lefquelles on paffera par vn tamis
bien fin; & quant à la Myrrhe & au
Camphre , à l'Ambre & au Mufc
il les faut diffoudre dans vn mortier auec vn pilon de fer , auec eau
de Buglofe ou de Chardon benit,
puis mettre parmi la Soye.laquelle
faut accommoder en charpie, puis
pour faire le corps faut mélanger le
tout enfemble, y mefler fuffifante
quantité de fucre & d'eau deChar-
don benit ou de Buglofe , puis faire le tout cuire dans la baffine, jufques à ce que vous voyez qu'il foit
propre à faire tablette; mais fi vous
en voulez faire vn Electuaire ou
Confection mole, il faut mélanger
le tout dans fuffifante quantité de
cirop deLimons,le remuant auec la
fpatule, afin que toutes les poudres fe mélangent bien.

Ces deux Confections fuiuant les anciens Arabes, font trés-falutaires contre les debilitez d'Eſtomac, eſtans priſes dans quelques potions cordialles, c'eſt pourquoy nos Medecins l'ordonnent aux maladies abandonnées, & à ceux de qui on n'eſpere que la mort, afin de voir ſi la nature par ce remede ne pourroit fortifier les eſprits qui ont perdu leurs forces, ſoit par la longueur de maladies, ou par la malignité des mauuaiſes humeurs.

CHAPITRE XV.

En quel temps on doit compoſer les Antidottes, & leurs fermentations

TOutes les compoſitions Antidotoires doiuent eſtre compoſées ſur la fin du Primptemps ou dans le commencement de l'Eſté, attendu que dans ce temps les

simples ont plus de vigueur, quoy
que quelques Medecins ont voulu
dire que les compositions Antidotoires se deuoient faire en Hyuer,
laquelle opinion est à refuter, attendu qu'en Hyuer le miel estant
glacé, & l'air estant froid, il ne se
peut faire vne bonne mixtion des
simples, ainsi qu'elle est requise,
mais en Esté la chaleur de l'air &
du Soleil aide beaucoup à faire la
fermentation & mixtion des simples, c'est pourquoy Galien en son
liure premier des Antidotes, chap.
35. sur la composition de la Theriaque, dit que les simples estans
meslés auec les autres drogues on
doit remuer ladite composition de
six jours en six jours au Soleil, continuant quarante jours ou deux
mois, ce que l'on ne pourroit faire
si c'estoit en Hyuer: & par experience nous voyons que les Antidotes faits en temps froid & en region froide, ne sont pas si bons que

ceux qui font faits en temps chaud
& en region chaude ; c’eſt pourquoy on requiert plus la Theriaque de Veniſe & de Montpellier,
que celle de Paris, attendu que le
Climat de Paris eſtant plus froid le
Soleil ne fait pas vne ſi bonne Fermentation.

Ce mot de fermentation, vient
du melange qui ſe fait de pluſieurs
medicamens contraires, & par
l’action d’iceux ſe fait vne faculté
nouuelle en la compoſition, qui
n’eſt en aucun des Simples en particulier, mais qui ſe forme en tout
en general par la mixtion qu’on
fait d’iceux. Or Auicenne donne
l’explication de la fermentation,
en ces termes.

Quand on meſle diuers medicamens enſemble, dont l’vn purge
toſt & l’autre tard, la purgation
eſt maligne & difficile, parce que
quand le premier medicament a
fait ſon operation, & qu’il faut que
le

le second fasse la sienne, le premie
affoiblir le second, de façon qu'il
émeut les humeurs, & ne les vuide
pas, parquoy pour remedier à cét
inconueniēt, il les faut bien mesler
ensemble & vn long-temps, pour
les faire conuertir en vne mesme
faculté purgatiue & dans vn mesme temps, ce qu'Aristote atteste,
disant que tous medicamens composez requierent vn certain temps
pour faire le mélange, afin que les
simples en se bataillant par leur
action mutuelle & se conjoignant
ensemble par vne amitié de paix, se
rendent en vne mesme faculté par
la composition que l'on en fait, à
quoy tous simples s'accordent,
mais auec vne espace de temps.
C'est pourquoy comme le Mitridat, la Theriaque & l'Oruietan
estant composez de plusieurs simples contraires, il faut que la fermentation soit bien plus longue
qu'aux autres Medecines, ce qu'at-

tefte Galien par fon liure *de The-*
riaca ad Pifonem, difant que la compofition de la Theriaque requiert
vn long temps pour eftre cuite
auant que d'en vfer, & qu'elle n'eft
bien cuite qu'au bout de douze
ans.

Auicenne donne tros temps &
trois âges à la Theriaque, ce qui fe
doit pareillement attribuer au Mitridat & à l'Oruietan, attendu que
ces trois compofitions fe doiuent
faire dans vn mefme temps & de la
mefme façon, pour faire vne bonne fermentation, laquelle fe fait
en fix mois, au bout duquel temps,
ainfi que dit Auicenne, la Theriaque eft en fon enfance, & au bout
de dix ans en fa puberté qui eft le
temps de fon accroiffement, qui
va jufques à vingt ans, qui eft le
temps de fa vigueur, laquelle va
jufques à quarente ans, qui eft le
temps de fa vielleffe, dans lequel
temps elle commence à decliner.

Quant à ce que dit Galien, que la Theriaque n'eſt cuite qu'au bout de douze ans, il entend qu'elle n'eſt point en ſa grande vertu auant ce temps, & qu'elle ne peut auoir ſa grande force & vigueur deuant cinq ans : c'eſt-pourquoy il ne ſe faut pas eſtonner ſi aucuns pour auoir de bonne Theriaque, y requierent vn âge de quatre ans, les autres vn âge de ſix, & les autres de ſept, & les autres de douze.

Quoy que pluſieurs illuſtres hommes ayent parlé ſur l'âge des medicamens, & principalement ſur la Theriaque, ſur la regle de laquelle on cõpoſe tous les autres Antidotes, je dis qu'en ſix mois tous Antidotes ſont fermentez & bons à prendre, ainſi que nous voyons par l'Oruietan, qui eſt vne double Theriaque, lequel eſtant pris au bout de ſix mois qu'il eſt en ſa perfection, fait des effets miraculeux, & il garde ſa meſme

F ij

force quarante ans sans se gaf-
ter, voire jusques à cinquante,
mais le laissant éuenter il perd sa
force.

Il y aura quelques personnes qui
me pourront dire que l'Oruietan
n'est pas de mesme la Theriaque,
mais la composition de l'vn & de
l'autre leur fera voir le contraire,
attendu que les mesines simples
qui entrent dans l'vn, entre dans
l'autre, & les drogues augmentées à
l'Oruietan plus qu'à la Theriaque,
sont pour le rendre d'autãt plus sa-
lutaire contre les bestes veneneuses, & pour estre plus confortatif;
& si ceux qui le font, le vendent
dés aussi-tost qu'il est fait, c'est
plus par necessité & pour lucre, que
par charité fraternelle; car l'Oruietan nouueau fait n'ayant pas eu
le temps d'estre fermenté, il ne peut
pas estre si bon que celuy-là qui l'a
esté, c'est-pourquoy ceux qui l'a-
cheptent ainsi nouueau, n'en sont
pas plus sages.

CHAP. XVI.

Sçauoir si les Antidotes repoussent ou attirent le venin.

ARnaud de Villeneufue & Iean de Saint Amand, disent que la Theriaque fait fuïr deuant soy l'Arsenic, & Galien dit qu'elle l'attire, sur lesquelles opinions il y a eu grands differens dans la Medecine, mais Gentilis Fulginus a mis tout d'accord, disant dans le commentaire qu'il a fait sur le cinquiéme liure d'Auicenne, que la Theriaque repousse & attire le venin, ce qu'il fait voir par plusieurs exemples, lesquelles seroient trop longues à decider: mais seulement je diray que l'experience nous en éclaircit assez, en ce qu'ayant esté mordu de quelques bestes veneneuses, aprés auoir fait scarification sur la morsure, y mettant du Mitridat, Theriaque,

ou de l'Oruietan, cela attire le venin à foy, comme fi c'eftoit vne
ventoufe ; & lors que l'on eft em-
poifonné, prenant vn de ces Antidotes, cela pouffe le venin hors du
corps, foit par vomiffemens ou par
felles, ou par fueurs, & quelques-
fois par les trois enfembles, ce que
j'ay fouuent remarqué.

CHAP. XVII.

*Les admirables vertus du Mitridat,
de la Theriaque & de l'Oruietan.*

POur les longues douleurs de
tefte & tournoyemens il en
faut prendre tous les matins gros
comme vn pois fur la pointe d'vn
couteau deux ou trois heures auant
que manger, ou délayé dans quelque eau cordialle, cela fait ap-
paifer l'alienation d'efprit aux
Phrenetiques, les faifant dormir
doucement, reftituant le gouft à

ceux qui l'ont perdu, chaſſe pareillement toutes perturbations de l'a-
me & les imaginations variables,
apporte vn grand ſoulagement aux
Epileptiques , conſumant vne
grande humidité qui leur occupe
le cerueau, & bouche les conduits
par leſquels l'eſprit animal ſort du
cerueau qui eſt ſon origine, profite
aux Aſthmatiques, attenuant & in-
ciſant le phlegme viſqueux qui
bouche les canaux du Poulmon,
& empeſche la reſpiration.

De l'vn ou de l'autre de ces Antidotes eſtant pris auec de la décoction de Conſoulde, arreſte le cra-
chement de ſang, la nauſée, le vo-
miſſement continuel, fait ſortir les
vers de l'Eſtomach qui déreglent
l'appetit, ou meſme le font tout a
fait perdre: comme auſſi en déliure
les inteſtins, dans leſquels leſdits
vers mangent & conſument le bon
aliment qui ſubſtante le corps, gueriſſant pareillement les Vlceres deſ-

dits inteſtins,& le flux diſcenteri-
que & lienterique, rompt le cal-
cul des Reins, fait éuacuation des
matieres terreſtres, faiſant ſortir
le ſable de la Veſie, oſtant la diffi-
culté d'vriner, conſomme les Schirres de la Ratte, digerant petit à petit la matiere de tels Schirres, guerit la jauniſſe prouenant du vice
du Foye, le confortant tellement
qu'en le purgeant & nettoyant
cela fait ſeparer la bille du ſang.
Gueriſſent tous vices de l'Eſtomach le corrigeant de ſon imbecil-
lité, l'échauffant & le confortant.
Diſſipent toutes humeurs acres &
mordicantes, côme auſſi les vents,
gueriſſant par ce moyen la maladie
appellée *Cholera morbus*, & toutes
Coliques, prouoque les mois & les
Hemorroïdes, guerit les fluxions
des Poulmons & les Hydropiſies,
conſumant les humiditez ſuper-
fluës, c'eſt-pourquoy c'eſt vn remede ſouuerain à la mauuaiſe habitu-

dé du corps appellé *cachexie*, exci-
tant la nature a faire bien ſa fon-
ction. Gueriſſent pareillement la
Paralyſie& les convulſions, échauffant & relâchant les nerfs, confor-
tent l'eſprit: c'eſt pourquoy c'eſt
vn remede ſouuerain pour les mélancoliques, veu qu'ils épuiſent
l'humeur mélancolique.

Pour les Fiévres quartes c'eſt vn
ſouuerain remede en donnant de
l'vn deſdits Antidotes vn peu délayé dans de l'eau de Chardon benit deuant le friſſon, continuất par
trois accés,& non dauantage, car ſi
la fiévre eſt trop opiniaſtre, d'vne
ſimple quarte il s'en pourroit faire
vne double ou vne continuë.

Pris le matin à jeun de la groſſeur d'vn pois diſſous dans du vin,
corroborent la chaleur naturelle,
aident à la digeſtion, empeſchết lès
peurs de monter au cerueau, leſquelles pourroiết cauſer des diſtil-
lations cataralles ſur la Poitrine,

Gueriſſent les grandes douleurs du ventre, du coſté & de la matrice, mais il n'en faut pas donner aux femmes enceintes, ſi ce n'eſt dans vne extremité, lors qu'elles ne peuuent accoucher, dans lequel temps on leur en peut donner le pois d'vn eſcu d'or dans eau de vie ou de canelle, pour inciter la nature à pouſſer hors l'enfant du ventre de ſa mere.

Ils nettoyent noſtre corps de toutes pourritures, empeſchant le mauuais air d'auoir domination ſur nos humeurs, prenant en entrant dans les lieux infectez ou le matin à jeun de ces remedes la groſſeur d'vn pois.

Aux morſures des beſtes veneneuſes il en faut prendre dés auſſi toſt que l'on eſt mordu, dans du vin, puis ayant fait ſcarification ſur la morſure, il faut tirer le ſang auec vne ventouſe, puis appliquer de l'vn de ces Antidottes deſſus. Aux empoiſonnemens il en faut

prendre au pois de demie once
dans demi verre d'huile commu-
ne, cela fait fortir le venin, foit par
vomiffement, flux de ventre ou
fueur, mais il faut réïterer à en
prendre trois fois confecutiues,
afin de bien faire fortir le poifon,
puis après boire vne éculée de
boüillon gras, dans lequel diffou-
derez vne once de cirop de rofes.

Ceux qui prenent de ces Antidotes tous les jours pour entrete-
nir leur fanté, n'en doiuent point
prendre en Efté, mais en Hyuer,
attendu qu'en Hyuer cela échauf-
fe l'Eftomach, & en Efté cela le
feche trop.

Il faut confiderer en outre que
l'Oruietan bien fait eft meilleur
que la Theriaque, & la Theriaque
meilleure que le Mitridat, bien
que toutesfois ces trois Antidotes
ne cedent guere l'vn à l'autre,
car le Mitridat bien que moindre
que la Theriaque & l'Oruietan, n'a

pas laiſſé que de faire voir ſes vertus en la perſonne de ſon inuenteur, lequel s'eſtant accouſtumé à
en prendre tous les matins, ren-
dit tellement ſon corps contrepoi-
ſonné, que ſe voulant empoiſonner
pour éuiter la honte du triomphe
qu'il deuoit ſouffrir à Rome, prenant vn pernicieux venin, duquel
ſes deux filles s'eſtoient fait mourir, cela ne luy faiſant aucun mal,
il fut contraint de ſe faire tuer par
vn de ſes affranchis.

Chap. XVIII.

Maniere de faire l'Eau Theriaqualle.

APrés vous auoir fait voir les
compoſitions des plus excellens Antidotes qui ſe faſſent en ce
ſiecle, il reſte maintenant à vous
faire voir la maniere de faire l'Eau
que l'on appelle communement
Theriaqualle, laquelle eſt de la
ſorte.

Prenez

Prenez deux Poulets pleumez, vuidez & hachez, que mettrez dans vn pot de terre neuf auec fuffifante quantité d'eau, puis mettrez quatre poignées d'ozeille, & ferez le tout boüillir tant que les Poulets foient confommez de cuire, puis pafferez le tout par vn linge, tant qu'il ne refte plus de fubftance defdits Poulets, ains feulement la décoction enuiron fix liures que mettrez dans vn grand alambic de verre, y adjouftant dedans ce qui s'enfuit.

Conferue de Campane,	*3 dragmes.*
Conferue de Bourroche.	*3 drag.*
Conferue de Buglofe.	*3 drag.*
Conferue de Meliffe.	*3 drag.*
Conferue de Rofes.	*3 drag.*
Conferue de Viollette,	*3 drag.*
Simes de Citronier,	*demie drag.*
Simes d'Ozeille,	*demie drag.*
Simes de Peone,	*demie drag.*
Racine d'Angelique,	*vne dragme & vn fcrupule.*

G

Racine de Souchet,　　　　　vn scrup.

Racine de Tormentille,　　　6 drag.

Racine de Gentianne,　　　6 drag.

Racine de Piuoine de Marez, vne
　　dragme & vn scrupule.

Racine de Zedoare,　　　　6 drag.

Racine de Campane,　　　　2 drag.

Fleurs d'Oeillets,　　　　　6 drag.

Feüilles de mors de Diable, vne poig.

Feüilles de Bethoine,　　vne poignée.

Feüilles de Scabieuse,　　vne poignée.

Feüilles de Veruene,　　vne poignée.

Feuilles de Pimpinelle,　vne poignée.

Feuilles de Melisse,　　　vne poig.

Feuilles de Scolopendre,　　vne poig.

Feuilles de Buglose sauuage, vne poig.

Feuilles de Bouroche,　　　vne poig,

Feuilles de Buglose domestique, vne
　　poig.

Feuilles d'Ozeille,　　　　vne poig.

Feuilles d'Absinte,　　　　vne poig.

Feuilles de Scordion,　　　vne poig.

Feuilles de Chardon benit,　vne poig.

Raclures d'Yuoire,　　　　2 drag.

Mitridat,　　　　　…　　　6 drag.

Theriaque, 6 *drag.*

Puis faire le tout diftiller au Bain Marie.

De cette eau prife tous les matins à jeun vne cuillerée dans vn temps de Pefte, preferue de cette maladie, & vn demi verre à ceux qui ont les fiévres quartes, tierces, double quartes & double tierces, dans le commencement du friffon continuant par cinq accés, cela les fait en aller.

CHAP. XIX.

Compofition d'vn Antidote aifé à faire, neceffaire pour les gens de campagne.

EStant en Catalogne dans vn temps de pefte, vn Gentilhomme d'auprés de Barcelonne poffeffeur de quantité de beaux fecrets, m'aprit cette compofition, laquelle eft de la forte.

F ij

Prenez racine d'Angelique, &
graine de Geniéure de chacun vne
poignée, que ferez fecher pour
mettre en poudre trés fine, puis
prendrez vne poignée de feüilles
de Rhuë toute verte, & deux grof-
fes teftes d'Ails, y adjouftant fuffifante quantité de miel clarifié, puis
batterez le tout enfemble tant
qu'il fe foit fait vn bon corps, &
en donnerez aux Cheuaux, Bœufs
& Vaches lors qu'ils font malades
de la groffeur d'vn œuf de Pigeon,
& aux petits animaux, comme
Moutons, Chiens & Cochons, de
la groffeur d'vne noix délayé dans
fuffifante quantité de vin rouge,
comme pour les grands animaux
chopine, & pour les petits vn bon
verre, & qu'il foit chaud, puis les
bien couurir, quant aux hommes
ils en peuuent prendre comme du
Mitridat, du Theriaque, & de
l'Oruietan contre le mauuais air
& les poifons ; outre que l'on le

prend par la bouche en ayant dé-
dans vne boîte, & lors que l'on entre dans vn lieu peſtiferé preſerue
l'odorat de l'air contagieux, appliqué ſur vn charbon de peſte, cela
le fait murir & perſer, & mis ſur
les morſures des beſtes veneneuſes
en attire le venin, comme auſſi ſert
aux morſures des chiens enragez.

FIN.

Fautes ſuruenuës à l'impreſſion.

Page 8. ligne 13. calamus aroniatique,
liſez calamus aromatique. Page 14.
ligne 13. delayées, *liſez* delayerez, dans
la meſme page, ligne 22. ainſi *uſez* froté,
page 49. ligne 20. *Germandrie, liſez*
Germandree. Page 52. ligne 6. calciué,
liſez calciné.

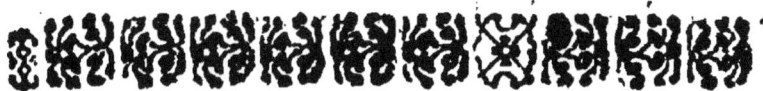

AVIS CHARITABLE
de l'Autheur.

CHer Lecteur, comme nos corps font fujets à vn trés-grand nombre de maladies, dont les vnes font gueries par les medicamens, & les autres par les operations de la main. Dieu m'ayant donné le talént de les guerir, eft ce qui m'a fait juger à propos de vous aduertir que je taille de la Pierre & que par la fonde je diftingue les caufes de la retention d'vrine, & donne vne parfaite affeurance fi c'eft Pierres, Flegmes, Sables, Galles, Ecorcheures, ou Carnofitez de la Vefie, dont j'en donne vne entiere guerifon; le guéris les Loupes en quelque partie du corps qu'elles puiffent eftre, & les Décentes de Boyaux, & autres Hernies, foit par bandages & emplaftres, ou par l'operation de la main, donnant la connoiffance aux malades, fi c'eft Bubonocelle, ou Ofchocelle, ou Phifocelle, ou Epiplocelle, ou Antherocelle, ou Hydrocelle, ou Sarcocelle : Lefquelles Hernies les Faifeurs de Brayers ne

connoiſſent pas. Ie fais Paiſſaires &
Emplaſtres pour la Décente de Matrice
des femmes, & arreſte leurs pertes de
ſang cauſées par quelques efforts ou
mauuais accouchemens, je reünit le Bec
de lievre, ou levres fenduës, j'abat les
Cataractes, mouches & ongles qui viennent aux Yeux. Ie remets les membres
-ompus & diſloquez. Ie gueris toutes vlceres de jambes, tant inueterées quelles
puiſſent eſtre, ſans faire aucune inciſion,
& les écroüelles. Comme auſſi j'ay de
trés excellens remedes pour les fiévres
quartes, tierces, lentes, & pour pluſieurs autres maladies qui affligent lé
corps humain, pour leſquelles j'inuite
les curieux de me venir voir, & je penſe
les pauures par charité.

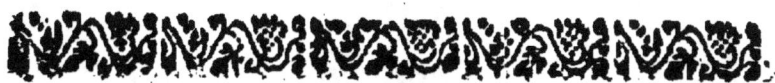

TABLE
DES CHAPITRES
DV TRAITTÉ
DES
ANTIDOTES.

TABLE.

TABLE.

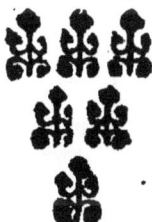